Comment ~~(on aurait pu)~~
éviter le cancer

Sur la base d'une campagne d'information de 1973

Comment ~~on aurait pu~~ éviter le cancer

Sur la base d'une campagne d'information de 1973

Jeanne POLLET

Sommaire

La mortalité en France

Chiffres 2016 pour la France métropolitaine
Cause des décès, en %

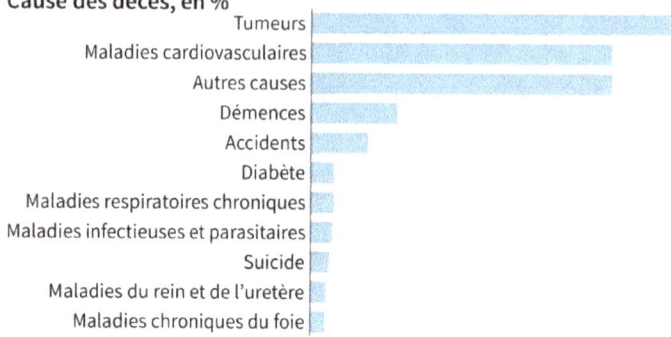

Cause	
Tumeurs	
Maladies cardiovasculaires	
Autres causes	
Démences	
Accidents	
Diabète	
Maladies respiratoires chroniques	
Maladies infectieuses et parasitaires	
Suicide	
Maladies du rein et de l'uretère	
Maladies chroniques du foie	

Causes des décès en pourcentage en France et répartition par classe d'âge et par sexe (chiffres 2016)

AFPI

Préambule

"Les quelques pages que vous allez lire vous sauveront peut-être la vie.
Statistiquement, elles pourraient également
sauver la vie d'un de vos proches.
Ce mal moderne rode. Et il ne tue pas si
aveuglément qu'on pourrait le penser.
Il s'agit du cancer."

Dans les pages suivantes, je vous propose de découvrir un état des lieux actualisé de notre situation face au cancer et les conseils pour s'en prémunir.

Ces conseils s'adressent à tout à chacun. La plupart des conseils permettent à toute personne soucieuse de sa santé d'effectuer des cures annuelles préventives pour éliminer les risques de cancer. Une autre partie de ses conseils, vous le découvrirez, est plus technique et doit être appliquée sous la supervision d'un médecin.

Mais d'où viennent ces conseils?

Étonnamment, ces découvertes ne sont pas récentes. Cela fait 50 ans cette année que le professeur André Gernez (1924-2014) a tenté d'informer largement la population sur les possibilités de se prémunir contre le cancer. Le docteur Gernez était un éminent cancérologue et psychopathologiste français.. Le 26 octobre 2012, le Docteur André Gernez a reçu la Grande Médaille d'Or de la Société d'Encouragement au Progrès, au Sénat, à Paris. Cette distinction lui a été attribuée pour l'ensemble de ses travaux, notamment de biologie humaine et de médecine.

Le professeur Gernez découvrit à la fin des années 1960, après plus de 20 ans de recherches, comment combattre le cancer à son apparition et comment l'empêcher de se développer dans l'organisme. Il mit au point un protocole que vous découvrirez dans cet ouvrage et forma 4500 médecins qui devaient appliquer les protocoles. Les découvertes du Dr André Gernez permettraient de contrôler, de réguler voire d'éradiquer à des taux proches de 100%: le cancer, la sclérose en plaque, la schizophrénie, certaines myopathies, l'asthme, les allergies, la maladie de Parkinson et d'Alzheimer...

Malheureusement des pressions furent exercées et les protocoles oubliés. Les médecins formés reçurent des menaces et abandonnèrent l'idée de soigner en prévention leurs patients.

Le professeur Gernez décida tout de même de tenter d'informer le public de ses découvertes révolutionnaires concernant le cancer. Il reçut le soutien du réseau d'alimentation biologique "La Vie Claire". Ensemble, ils publièrent publiquement et gratuitement en 1973 plusieurs millions de brochures gratuites qui s'intitulaient "Comment éviter le cancer".. Dans cette croisade anti-cancer. "La Vie Claire" tenta de créer un réseau de soutien et deemanda à tous ses lecteurs de diffuser, dans leur entourage, cette brochure. Le réseau 'envoyait gratuitement sur simple demande des paquets de 25 exemplaires de cette brochure. Malheureusement sans l'appui des médecins, les lecteurs ne purent accéder aux soins conseillés pour les cures préconisées. La méthode fut rapidement oubliée. Comme beaucoup de scientifiques à l'origine de découvertes majeures qui auraient pu changer le cours de l'humanité, il fut décrié. Et les pages internet qui parlent encore de lui sont encore trop souvent partisanes.

Si la méthode avait été adoptée, elle aurait abouti à une large éradication du cancer. Un effondrement du nombre de cancers provoquerait certainement un effondrement du taux de remplissage des cliniques et hôpitaux : beaucoup ne seraient plus rentables... et, expliquait-il, un allongement de la durée de vie rendrait insoluble le problème du paiement des retraites...

Actuellement en possession de la brochure initiale publiée, je vous propose donc de découvrir dans les pages suivantes les statistiques du cancer actuellement, les relations de pouvoir qui ont joué dans les années 60/70 en France et aux Etats-Unis entre les médecins et les lobbies de la santé, les mécanismes à l'origine du cancer, et enfin les conseils dispensés par le professeur Gernez.

Mise en garde

Cet ouvrage a 3 buts

- faire un état des lieux du cancer dans le monde

- montrer les relations de pouvoir qui ont fait naître des politiques de santé publique curatives plutôt que préventives en matière de cancer et ce dès les années 70 voire même depuis 100 ans.

- expliquer comment le cancer né dans l'organisme et donner de vraies pistes de prévention pour ne pas développer de cancer

Cet ouvrage est rédigé à partir de brochures distribuées gratuitement par La Vie Claire dans les années 70 et rédigées à l'époque en collaboration avec le docteur Gernez. Les données statistiques ont été mises à jour en fonction des données disponibles en 2023. Néanmoins les informations contenues dans cet ouvrage sont basées sur les connaissances médicales de 1973. Les possibilités de détection des cancers ont possiblement évolué, de même les thérapies sont beaucoup plus variées à ce jour.

Néanmoins, l'objectif de cet ouvrage est de donner les clés d'une prévention en amont. Le but premier est donc de porter à la connaissance du public des bonnes pratiques validées par les médecins dans les années 70. Malheureusement les pollutions et le stress auxquels sont soumis nos organismes ont également évolué depuis 50 ans. Et les risques de développer un cancer dans un environnement toujours plus pollué, s'accroissent.

Aussi, le lecteur saura s'inspirer des conseils pour réduire au maximum les risques de développer un cancer à l'avenir mais comprendra que ces conseils ne suffiront pas à éliminer 100 % des risques.

Chapitre 1 - Etat des lieux, le cancer tue de plus en plus et de plus en plus jeune

Dans le monde, en 2018 [IARC 2018], on estime à 18,1 millions le nombre de nouveaux cas et 9,6 millions le nombre de décès par cancer. Qu'1 homme sur 8 et 1 femme sur 11 meurent de cette maladie. Qu'1 homme sur 5 et 1 femme sur 6 développeront un cancer au cours de leur vie.

Pire, en 2017, 33% des décès sont dus au cancer en France où pourtant les soins (pour ce type de maladie) sont gratuits. *(Source : F. Meslé et par les auteur.e.s depuis 2014 à partir des données CépiDc-Inserm (voir Tableau A.13, Annexes : La conjoncture démographique de la France, Population, vol. 76, 4/2021)*

La mortalité due au cancer progresse. Sur l'ensemble de la période 1950-1996, la mortalité par tumeurs a baissé au-dessous de 50 ans (figure 14).

Ce sont les plus de 75 ans qui sont le plus touchés. L'accroissement est de l'ordre de 10% jusqu'à 75 ans, et s'élève aux grands âges. (source Cairn https://doi.org/10.3917/eslm.121.0009)

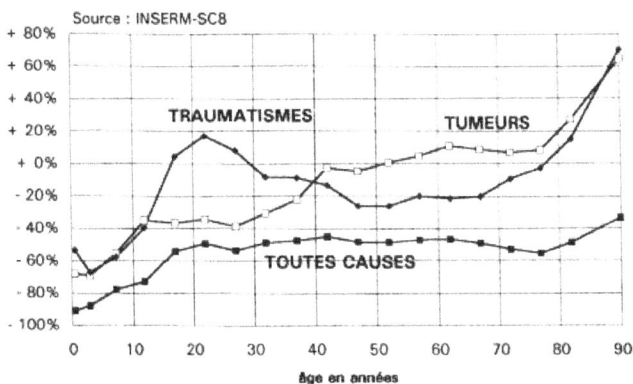

En 2019, les cancers qui causent chaque année le plus de morts sont le cancer du poumon (1,59 million), le cancer du foie (745.000) et le cancer de l'estomac (723.000).

Le tabac est responsable de 20 % des morts par cancer.

Une cinquantaine de thérapies ciblées sont commercialisées, à des prix qui varient de 35.000 à 50.000 euros par an et par patient.

Le marché de l'immunothérapie des cancers est estimé à 33 milliards de dollars à l'horizon 2022, dont 21 milliards pour le seul cancer du poumon.

En 2015, le laboratoire AbbVie rachetait pour 21 milliards de dollars la société Pharmacyclics pour son seul produit l'Imbruvica contre une forme de leucémie.

Les enjeux sont donc tant humains que financiers sont donc colossaux.

Mais cette maladie questionne depuis un siècle. En 1922, le cancérologue anglais BAINBRIDGE écrivait :"Le problème implique pour l'espèce humaine, la question d'être ou de ne pas être." Source le problème du cancer (doin, édit.)

Chacun peut être touché.

La mortalité cancéreuse progresse et les études montrent que cela va empirer sur les prochaines décennies.

Le nombre de cancer du foie devrait, par exemple, augmenter de manière vertigineuse, estime une étude, publiée ce jeudi 6 octobre 2022 par des chercheurs du Centre international de recherche sur le cancer. De 900 000 personnes touchées par cette maladie, ils pourraient être 1, 5 million d'ici 2040, soit une hausse de près de 55 %.

Pire, le cancer frappe à tout âge. Certains cancers sont en hausse et les types de cancer fulgurants touchent de plus en plus de jeunes.

Une étude, réalisée grâce aux données mondiales collectées entre 2000 et 2012, révèle une importante hausse de quatorze types de cancers chez les moins de 50 ans, "dans le sein, le colorectum, l'endomètre, l'œsophage, les voies biliaires extra-hépatiques, la vésicule biliaire, la tête et le cou, les reins, le foie, la moelle osseuse, le pancréas, la prostate, l'estomac et la thyroïde". Par ailleurs, ce risque augmenterait avec chaque nouvelle génération. "Par exemple, les personnes nées en 1960 ont connu un risque de cancer plus élevé avant d'avoir 50 ans que les personnes nées en 1950 et nous prévoyons que ce niveau de risque va continuer à augmenter dans les générations successives", explique l'un des chercheurs, Shuji Ogino, pathologiste et épidémiologiste au Brigham and Women's Hospital de Boston au média ScienceAlert. La hausse de la participation au dépistage a forcément contribué à ce phénomène, mais ce n'est qu'une infime partie de l'explication.

Cette évolution mortifère, dans les pays industrialisés, ne surprend pas. En effet, les facteurs cancérogènes deviennent plus nombreux et plus actifs au fil du temps.

Ces facteurs cancérogènes sont innombrables : radiations, corps chimiques, pollutions, tabac, alcool, carences en vitamines, en oligo-éléments ou autres substances vitales, aliments raffinés ou pollués, produits alcalinisant le sang, "stress" moraux, etc... Chacun de ses agents intervient pour une fraction dans la mortalité générale par cancer et cette responsabilité est expérimentalement démontrée.

En fait, nous baignons littéralement à longueur d'année, dans un océan d'influences cancérogènes, à telle enseigne que notre situation est exactement celle des souris de laboratoire soumises systématiquement par des chercheurs à des facteurs de cancérisation, à des fins d'expériences.

La fréquence de cancérisation naturelle de l'homme est d'ailleurs comparable au taux de cancérisation obtenu chez ces souris dont on provoque artificiellement le cancer....

Chapitre 2 - Quels sont les traitements possibles?

En face de cette situation, devenue de préoccupante à angoissante , où en est le combat contre ce fléau?

Les plus grands cancérologues mondiaux se réunissent tous les quatre ans pour faire le point. En 1970, le congrès international de Houston aux Etats-Unis avait fait le constat suivant.

S ix mille cancérologues dont 200 français, 72 nations représentées, 4 000 membres associés, 37 hôtels réquisitionnés, 67 salles de conférences simultanément utilisées, 59 tables rondes, 2 300 rapports, 4 800 communications libres.

Ces chiffres objectivent le colossal gigantisme dont, durant deux semaines, a souffert le X° Congrès international du Cancer qui, après quatre années de gestation, dans le morne ennui de Houston (Texas), devait accoucher d'une souris au milieu de 30 000 m2 d'exposition de l'Albert Thomas Convention and Exhibit Center.

A défaut de découverte originale, inhabituelle dans ce genre de Congrès, les participants auraient

Houston : X° Congrès international du cancer

BEAUCOUP DE BRUIT POUR RIEN ?

souhaité des schémas thérapeutiques nets appuyés sur des statistiques indiscutables. Hélas ! les rapporteurs ne se hasardèrent guère au-delà des sentiers battus, n'abandonnant le plus souvent les généralités que pour l'autocritique, la contestation ou pour souligner les embûches qui barraient la voie aux différentes orientations nouvelles.

Par instants, ce congrès fut même celui du désespoir et du renoncement. On en vint jusqu'à démontrer l'inutilité de l'ensemble des thérapeutiques employées dans le traitement des cancers du sein tout en conseillant (Philip Strax, New York) leur dépistage précoce et systématique, chez les femmes âgées de plus de 40 ans, à la cadence de 10 femmes à

Extrait de "Médecine Mondiale"

fig. : 2 _ Compte-rendu du 10° Congrès d'Houston

Ce compte rendu d'un journal professionnel est éloquent. Ce fut un constat de faillite, portant sur les trois plans :

– Mécanisme de la cancérisation non élucidé

– Absence de prévention générale du cancer, même sous forme d'ébauche,

11

- Incapacité de réduire la courbe de mortalité générale du cancer, et même de compenser son accroissement inexorable.

Ce bilan consternant confirme la prédiction du grande Nicolle, Prix Nobel français, qui en 1931, constate que "le secret du cancer resterait bien gardé, puisqu'il dépasse les capacités du cerveau humain". C'est pourquoi le congrès de Houston de 1970, conclut "de la désespérance et du renoncement". Vraisemblablement les spécialistes ne croient alors plus en rien et reporteront d'ailleurs à la fin du congrès, à l'an 2030 une victoire hypothétique.

Un autre Prix Nobel publie en Angleterre, fin 1970, un ouvrage aussi résigné où il conclut par "Je ne pense pas que les hommes de notre génération verront la guérison du cancer." (Pr. J.A. Figaro 27-2-69)

Mais si ce délai n'engage personne à l'époque, nous nous en rapprochons aujourd'hui furieusement et pourtant les prédictions empirent.

Chapitre 3 - Quelle politique de santé publique fut-elle pourtant mise en œuvre?

De l'art de la dissimulation des informations clefs au grand public...

Bien que le constat en 1970 démontre l'inutilité de l'ensemble des thérapeutiques employées dans le traitement du cancer (du sein) tout en conseillent leur dépistage précoce et systématique, le président Nixon annonce 18 mois plus tard :

"Nous sommes entrés dans l'ère de la victoire sur le cancer".

Son conseiller, M john Rooney, va jusqu'à préciser la date de la victoire : le 4 juillet 1976, la faisant coïncider avec le 200e anniversaire de l'indépendance américaine...

Le responsable de la lutte anticancéreuse américaine, le Pr Lee Clarck déclare de son côté que la courbe de mortalité va s'effondrer de 15 à 25% dans un premier temps et à court terme.

Qu'est-il donc survenu, en quelques mois, qui bouleverse la situation, transformant la désespérance en optimisme, le renoncement en assurance inattendue, la faillite en cri de victoire, et cela aux plus hauts niveaux des responsabilités scientifiques et publiques américaines?

La succession de quelques faits stupéfiants.

En novembre 1971, le président de l'Ordre des Médecins du Nord de la France, dévoile, publiquement dans un appel solennel, une révolution tenue secrète, dans le milieu élevé et clos de la science médicale. Le texte est trop éloquent pour requérir un commentaire et fut publié dans la Voix du nord le 5 novembre 1971.

On voit ainsi apparaître les premières tentatives de manipulation de l'opinion publique par Big Pharma. Le sens commun aurait voulu que toute la lumière soit faite sur ces propos et que tout progrès susceptible d'être utilisé contre ce fléau qui tuait déjà un français toutes les 4 minutes (en 1973) soit diffusé et exploité dans l'urgence la plus extrême. Il n'en fut rien. Pendant des années, pas un mot sur la "très grande découverte" reconnue dès 1968 par le Président de l'Académie des Sciences et aboutissant à une proposition de prévention admise par le Président de l'Académie de Médecine.

Qu'advint-il? Un clan, aussi réduit que puissant, décida et concerta en silence. L'appel du Président de l'ordre des Médecins fut étouffé, une pression dut exercée à tous les niveaux de l'information pour cacher une révolution scientifique aussi inattendue que gênante.

Simplement, bien des choses changèrent qui restèrent inconnues du public : des reconversions étaient pratiquées (Quoi du méd.

2/4/1971), des objectifs de recherche étaient modifiés, des positions scientifiques étaient discrètement quittées sur la pointe des pieds, des contrôles expérimentaux étaient effectués, dont les résultats restèrent sans diffusion.

"La Vie claire" qui a fourni une grande partie des informations qui ont permis de rédiger cet ouvrage, commença une enquête quand un communiqué américain annonça que, grâce à de nouvelles méthodes, la mortalité due au cancer allait régresser pour la première fois depuis plus d'un siècle.

Les enquêteurs furent stupéfaits. Le Pr Lee Clark, responsable de la cancérologie américaine, annonçait qu'à court terme, dès 1973, des méthodes nouvelles aboutissaient à amputer la courbe de mortalité cancéreuse de 15 à 25% alors que celle-ci croissait inexorablement. Les informations clefs restaient cachées. L'information a néanmoins fuité dans la presse régionale moins soumise aux diktats des lobbies.

On comprend cette clandestinité quand on songe aux inconcevables responsabilités accumulées par certains depuis des années. On prend conscience du même coup de l'inconcevable servilité de certains professionnels de l'information. Et de cet état de fait qui se prolonge 50 ans plus tard. Et pourtant comment concevoir que le responsable de la cancérologie américaine puisse être censuré!

Qu'était il donc survenu qui justifie une si extraordinaire et si heureuse perspective à court terme, alors que, au même moment, la cancérologie américaine constatait que la mortalité cancéreuse continuait encore sa progression? (P.M. 21.10.1972)

Chapitre 4 - Petit retour en arrière : Le plan américain, un espoir a existé en 1971

En fait, si les méthodes du docteur Gernez ont été étouffées en France, elles ont visiblement inspiré le "National Cancer Program Plan" dans les années 70. Ce plan américain qui avait reçu l'appui personnel du Président Nixon avec une dotation supplémentaire gigantesque de crédit, se proposait notamment "de réduire l'effet des agents externes dans l'accroissement des probabilités de développement du cancer", de "bloquer ou contrecarrer le stade initial ou les stades initiaux impliqués dans la transformation des cellules en cellules capables de former des cancers" et "de prévenir l'établissement de tumeurs à partir des cancers".

Les américains s'étaient lancés donc dans cette offensive formidable contre le cancer, et leur stratégie était entièrement nouvelle. Plus question de recherches biologiques sur la nature intime de la transformation maligne. Cet objectif essentiel avait disparu du plan. Tout se passait comme si l'on considérait connu le mécanisme de la transformation maligne. Et en avant pour faire avorter la cancérisation à ses débuts.

Extrait de lettre de M. Nihous à M le Pt G. P. (1973)

"Je ne veux pas vous en présenter toutes les données scientifiques mais surtout vous exposer les raisons méthodologiques et humaines qui ont causé l'échec des recherches entreprises depuis près de cent ans...
La raison est simple. Les recherches actuelles reposent essentiellement sur le concept viral et immunologique qui n'est qu'un prolongement des théories pasteuriennes issues des célèbres recherches sur les germes pathogènes, bacilles, bactéries, virus. Ces théories furent ici dangereusement extrapolées alors qu'elles ne devaient être considérées à l'origine que comme une hypothèse de travail qui aurait dû être abandonnée après tant de recherches infructueuses, on en fit un dogme à faire aboutir par tous les moyens.

Cette espèce de postulat consiste à assimiler le cancer à une population de germes nocifs, émettant des antigènes auxquels l'organisme.par l'émission d'anticorps spécifiques. Il y a au départ une erreur de conception qu'un candidat au bachot détecterait facilement . Il se dirait que , contrairement aux maladies provoquées par les germes pathogènes, le cancer n'est pas contagieux; que dans le cancer humain on n'a jamais trouvé de virus, sauf rarissime exception; que les maladies bactériennes ou virales sont à déclenchement rapide tandis que le cancer met cinq à quinze ans avant d'émerger; il n'aurait garde d'oublier que la cellule cancéreuse peut migrer et que sa migration est tolérée même par les ganglions lymphatiques, ces gendarmeries de l'organisme, alors que les germes pathogènes y sont détruits. Enfin il remarquerait encore que le cancer frappe chez l'homme surtout entre 40 et 65 ans, à l'âge où précisément les mécanismes immunitaires sont les mieux établis tandis qu'il sévit beaucoup moins chez l'enfant et les le vieillard où l'immunité est plus faible soit par immaturation soit par sénescence.

Il faut donc bien constater que cette extrapolation est fausse et qu'elle constitue même un mythe dangereux. Il fallait donc chercher une autre voie. C'est ce qu'a fait le Docteur André Gernez. Il a situé le problème sur son véritable plan, à l'échelle requise, dans le respect du grand principe de l'homéostasie découvert par Claude Bernard, celle de la compétition entre cellules saines et cellules viciées, cancéreuse, là où se trouve précisément, non la cause (elles sont des milliers parenthèses mais le déterminisme de la maladie.

Il en a déduit une méthode de prévention tellement simple que cela déroute et semble être une espèce de défi aux cerveaux avides de complexité qui voient dans cette dernière le signe infaillible et nécessaire de la plus haute science. <u>Pour le docteur Gernez, il s'agit, par des moyens bien connus, de favoriser la lignée saine et de minorer la lignée cancéreuse, aux aptitudes différentes mais bien répertorié, sous la forme d'un traitement inoffensif, en partie diététique</u>, sans que l'on puisse craindre, contrairement à ce qu'il est si facile d'affirmer, un effet de toxicité que qu'on trouve la faiblesse des doses médicamenteuses employées et le fait que ces médicaments sont couramment employées à forte dose dans d'autres maladies comme le rhumatisme, considéré comme un brevet de longue vie..."

Ce constat relève du bon sens. Il est clair que tuer le cancer dans l'œuf, sans attendre qu'il lui pousse des ailes pour qu'il prenne son essor, est en effet une constatation de bon sens. Sur une population de plus de 60 millions de Français, il émerge actuellement 382 000 cancers par an (contre 170 000 cas/ an en 1973), dont les deux tiers au moins causeront la mort du malade en deux, trois ou quatre ans. quand ils sont décelables, ces cancers existent déjà, depuis 8 ans en moyenne, à partir de la première cellule, devenue maligne et initiatrice du cancer.

On peut donc admettre qu'il y a actuellement, en France plus de 3 millions de personnes qui portent à leur insu des cancers minuscules, totalement muet, ne prouvant qu'en aucun trouble qui permettent de les suspecter.

Ces cancers, pendant les premières années de leur développement, ne représentent qu'une masse infime composée de quelques cellules fragiles et vulnérables, destructible par la moindre attaque. Ils mettront 4 à 5 ans pour atteindre le volume qui les rend irréversibles.

C'est pendant ces premières années de développement, alors qu'il est facile de les détruire, qu'il convient de faire avorter les embryons de cancer, fragile et instable, en mettant en œuvre des procédés actifs sur tous les cancers, sans attendre qu'il franchissent le point de non-retour (4 ou 5 ans) ou, pire encore, le stade où ils deviennent décelables (8 à 10 ans). Autrement dit : chaque jour des centaines de Français, porteur inconscient de microcancer instable et fragile, leur laisse franchir le cap de l'irréversibilité, faute d'être conscient du danger qui les menace, faute d'être averti des moyens d'y parer.

Malheureusement le programme préventif américain fut rapidement abandonné au profit de médications curatives et plus rémunératrices. De même en France, nous savons donc depuis les années 70 que ces maladies pourraient pour une grande partie être évitées. Combien de millions de gens ont laissé évoluer librement (par ignorance) les microcancer vulnérables dont ils étaient porteurs, sans rien faire, jusqu'à ce qu'ils soient devenus invulnérables?

Cette idée insoutenable explique le gigantesque intérêt de cet ouvrage. Il faut absolument lutter contre la souffrance et la dégénérescence. C'est un devoir d'informer le public. Il en va de la vie de centaines de milliers de personnes.

Chapitre 5 - Comment naît un cancer

La Ligue nationale contre le cancer révéla en officialisant la réalité, le mécanisme de la cancérisation découvert par le docteur Gernez dans son bulletin numéro 196.(vers 1973)

Vous allez découvrir ci-dessous un savoir parfois caché parfois occulté parfois oublié.

L'organisme c'est-à-dire l'ensemble des diverses colonies cellulaires qui le composent, s'arrête de croître lorsque l'individu atteint sa maturité adulte. On n'a jamais observé un individu doté d'un foie de plusieurs tonnes ou de membres de plusieurs mètres!

Pourquoi s'arrête-t-il de croître? Pourquoi, à partir de la première cellule (constituée de la cellule maternelle fécondée par le spermatozoïde), l'explosion de divisions cellulaires qui va porter l'agglomérat de cellules qui compose chacun de nous à une masse de

(50.000.000.000.000) s'arrête-t-elle à un moment donné? Est-ce parce que les cellules ne se divisent plus ? Nullement et au microscope, les divisions cellulaires se poursuivent et rien n'apparaît qui différencie les cellules d'un adulte dont la masse est stabilisée de sel d'un enfant en période de croissance. on continue à voir des cellules qui se divisent et remplacent celles qui, usées, sont éliminées.

Pourquoi donc la masse de l'organisme est-elle stable, stabilité résultant de ce qu'on appelle la constance des parenchymes, c'est-à-dire des organes?

On a considéré, depuis 150 ans, que cette stabilité était due au fait que les cellules réglaient leur reproduction (c'est-à-dire leurs divisions) sous l'influence de substances stimulatrices ou inhibitrices, qui maintenaient constant le nombre global de cellules de l'organisme. Arrivée à la maturité adulte, la croissance de l'organisme s'arrête parce que l'influence de ces substances s'équilibre. Nous sommes donc, adulte, le compromis stable d'influences contraires.

On a, bien entendu, cherché ces substances. On n'est jamais parvenu à les déceler. Alors, comme en politique, on nomme une commission quand on a un problème qui ne trouve pas sa solution. On s'est borné, en désespoir de cause, a baptisé ses substances (cytopoïetines), avant de classer le problème.

Pourquoi ces substances d'équilibration restèrent-elles indécelables? Simplement parce qu'elles n'existaient pas! Sinon, quand on transfuse du sang d'un animal ou d'un adolescent en cours de croissance à un adulte, les substances véhiculées par le sang transfusé agiraient sur les cellules de l'individu receveur dont la masse s'accroîtrait nécessairement.

Cette évidence de bon sens n'a pas été perçue, mais il y en a une autre plus stupéfiante, tellement ahurissante qu'elle accède à l'invraisemblance.

Depuis 1840, des milliers de savants ont examiné au microscope des milliards de coupes de cellules provenant de millions de gens et personne ne s'est rendu compte que les cellules qui se divisent ne sont pas les mêmes que celles qui travaillent (qui assurent une fonction)

En raison d'une vision naïvement anthropomorphique, on a admis, il y a un siècle et demi que la cellule travaille et procrée, alternativement comme l'homme qui assume cette double fonction. Cette notion d'alternance reste, depuis qu'elle fut émise, un dogme aussi intangible que faux. En réalité, les cellules qui procréent et celles qui travaillent ne sont pas les mêmes. De même que, dans un essaim d'abeilles, à partir d'œufs identiques, une option est prise qui sera irréversible : les unes deviennent reines qui procréent sans pouvoir travailler, les autres deviennent ouvrières mais sont stériles.

Cette proposition correctrice d'un dogme erroné reçu l'approbation des savants les plus éminents spécialisés en cette matière dans notre pays, comme Monsieur Policard (1881-1972 père de l'anatomie pathologique), spécialiste mondial de ces questions, ou les savants de l'Institut de Pathologie Cellulaire.

Puis vint la confirmation expérimentale, par l'école américaine, de la réalité de ce bouleversement (presse médicale 12/10/1968)

Peut-être pensez-vous que ces données sont trop élaborées et inaccessibles? . Détrompez-vous! :Elles procèdent du bon sens. De fait, quand on observe au microscope une coupe de cellules de la peau par exemple, on constate que les cellules génératrices, c'est-à-dire celles qui se divisent, sont localisées uniquement en bas : c'est la couche basale. Puis, au-dessus, les cellules fonctionnelles ouvrières constituent des couches successives dont les dernières à la surface meurent et sont desquamées (les pellicules de cuir chevelu, par exemple). Si les cellules fonctionnelles étaient capables de devenir génératrices, on en verrait en train de se diviser au sein des couches intermédiaires ou superficielles. Or on n'en voit pas, simplement parce qu'elles ne se divisent pas.

La réalité est qu'une cellule génératrice qui se divise donne naissance à deux cellules filles, dont l'une prend sa place et le rôle de cellule génératrice, et dont l'autre devient fonctionnelle, ouvrière, et est un féconde, de sorte que simultanément la constance de la masse des organes est maintenu, et le remplacement des cellules ouvrières usées assuré.

Ces mêmes contrôles ont démontré en outre que la cellule cancéreuse se particularise par le fait que les deux cellules filles sont génératrices, ce qui constitue la différence avec la cellule saine.

On voit donc ce qui différencie essentiellement le cancer du tissu sain : le cancer s'accroît tandis que le tissu sain reste stable.

Chapitre 6 - La courbe de Collins

La dynamique des cellules normales et celles des cancéreuses explique la courbe de Collins que nous allons considérer brièvement car son examen est nécessaire pour comprendre les moyens d'agir.

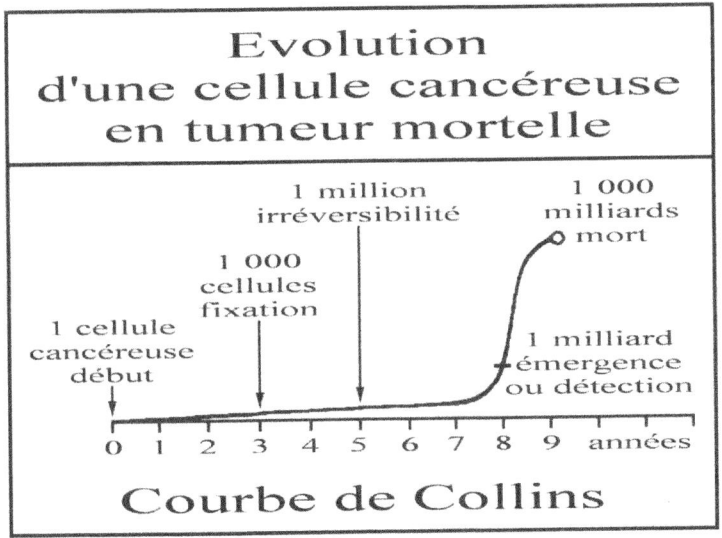

La première cellule, initiatrice du cancer, est une cellule tarée, anormale. On pourrait dire mutante. Elle se divise comme les cellules saines. La seule particularité qu'elle détient et que les deux cellules filles qui résultent de sa division vont chacune se diviser en deux cellules et ainsi de suite, alors que la même cellule, quand elle est saine, donne naissance à deux cellules filles dont une seule sera génératrice.

Combien de fois cette première cellule cancéreuse et ses descendantes vont-elles se diviser chaque année ? 4 fois pour la majorité des cancers. Cela veut dire qu' à la fin de la première année de son évolution la masse du cancer est de 16 cellules.

Suivant la croissance du cancer au cours des années, en notant quatre chiffres dont nous verrons l'importance, on obtient la courbe dite courbe de Collins qui traduit la dynamique de croissance du cancer.

Années d'évolution :									
1ère	2°	3°	4°	5°	6°	7°	8°	9°	10°
Nombre de cellules :									milliards
1	16	256	4.000	64.000	1 million	16 millions	250 millions	4	64
2	32	500	8.000	128.000	2 "	32 "	500 "	8	128
4	64	<u>1000</u>	16.000	250.000	4 "	64 "	<u>1 milliard</u>	16	250
8	128	2000	32.000	500.000	8 "	128 "	2 "	32	500
16	256	4000	64.000	<u>1.000.000</u>	16 "	250 "	4 "	64	<u>1.000</u>

Chapitre 7 - Quand le cancer est-il décelable ?

Le cancer atteint une masse de 1 milliard de cellules (est-à-dire 1 g ou un centimètre de diamètre) à la 8e année de son évolution. Cette taille de 1 cm et la taille que tout cancer doit atteindre pour être décelable. en dessous de cette taille, le cancer ne peut être diagnostiqué. pendant toutes ces années de début d'évolution, il est ignoré, muet, et ne se traduit par aucun trouble. Le porteur n'en n'est pas conscient et le médecin ne peut le déceler point à la ligne quand il est décelé, donc décelable, le cancer a donc évolué, sans qu'on n'est rien pour fait pour le détruire, pendant une très longue période (8 ans pour le cancer du sein, 11 ans pour le cancer du poumon, 15 ans pour les sarcome, etc...). Que de temps perdu quand on considère que plus le cancer est attaqué précocement, plus grandes sont les chances de les détruire, et plus cette destruction est facile.

Considérons les étapes importantes de la croissance du cancer.

La première est celle où la tumeur compte un millier de cellules, masque elle attend en moyenne en 3 ans point jusqu'à cette masse, les cellules cancéreuses sont récessives, c'est-à-dire qu'elles sont instables et disparaissent spontanément, dans des conditions normales, en raison de la concurrence que leur font les cellules saines avec lesquelles elles sont en compétition. Cette extinction résulte de la voie de la sélection naturelle qui veut que les individus porteurs de tares soient naturellement non viables lorsqu'ils sont en concurrence avec des individus sains qui normalement sont dominants. Cette loi de la sélection naturelle explique que, jusqu'au stade de développement de la millième cellule, il ne s'agisse pas encore de vrai cancer, mais d'une tumeur spontanément réversible. cette tumeur est instable et avorte naturellement si les conditions ne lui restent pas favorables.

À chaque instant naissent dans l'organisme de telles cellules anormales dont le destin naturel est de disparaître parce qu'elles ne sont pas viables et n'ont aucune chance de survie si subsiste la compétition avec les cellules saines qui sont dominantes.

Si les circonstances s'y prêtent, la croissance continue et le cancer atteint un million de cellules après 2 à 3 années supplémentaires. Plus l'organisme vieillit, plus ces circonstances favorables au cancer croissent. L'organisme s'appauvrit avec l'âge en cellules normales et saines parce que la sélection cellulaire joue moins systématiquement en la faveur. Mais aussi parce que les cellules saines épuisent le potentiel de division qu'elles détiennent et qui est limité (pour chacune) à 70 divisions au total pour toute la vie.

Cette étape de 1000000 de cellules et décisives point à partir de cette masse le cancer devient en effet irréversible et cela pour une raison mécanique. Les cellules situées au sein de la tumeur ayant atteint cette taille perdent en effet à tout jamais l'occasion d'un contact avec les cellules saines et la compétition disparaît. La sélection naturelle ne joue plus et ne pourra plus jouer. En effet, la sélection naturelle, c'est-à-dire la concurrence entre individus, ne joue que s'il y a contact. Donc contiguïté entre les individus en compétition de sorte que pour au fur et à mesure de l'accroissement de la tumeur la sélection s'effectue en fonction de la surface du cancer. C'est-à-dire suivant une fonction au carré. Tandis que la masse du cancer progresse suivant le volume c'est-à-dire suivant une fonction cubique. Donc beaucoup plus vite!

Donc à partir du moment où certaines cellules cancéreuses échappent au contact avec les cellules saines, ce que permet un volume suffisant de la tumeur, aucune contrainte ne s'exerce plus à leur développement.

Ce stade de 1000000 correspond donc à la masse de non-retours à partir de laquelle le cancer devient irréversible et progresse inexorablement jusqu'à atteindre le stade suivant qui est celui où il devient décelable. Cette masse représente 1 mg et un volume d'un millimètre cube point ce volume, pourtant très réduit, est suffisant pour isoler définitivement les cellules cancéreuses des cellules saines voisines.

À la masse de 1 milliard de cellules, le stade d'émergence, c'est-à-dire de possibilité de détection médicale est atteint (Excepté pour les cancers de la peau et du col de l'utérus). Trois années supplémentaires se sont encore passées et le cancer atteint alors une masse de 1 g et un volume de 1cc. En 3 ans, son volume a été multiplié par 1000 et il végète en moyenne depuis 8 ans. C'est le moment où, dans l'état actuel des choses, on commence à s'en occuper pour tenter de le détruire.

Enfin le dernier stade est celui de 1 milliard de cellules : la tumeur et ses diverses localisations (métastases) atteint alors le poids d'un kilogramme et le sujet qui en est porteur meurt. L'organisme ne peut en effet tolérer une tumeur d'une masse supérieure à 1 kg quel que soit sa localisation.

Pourquoi a-t-on échoué jusqu'à présent point d'interrogation à la ligne l'analyse des étapes de la cancérisation explique l'échec des tentatives de prophylaxie du cancer par une détection précoce on sait depuis toujours que les chances de guérison d'un cancer sont d'autant plus grandes qu'il est attaqué plus précocement.

Jusqu'à présent, tous les efforts ont porté sur la détection précoce du cancer, dans le but d'accroître les chances de guérison. or, le stade de détection (1.000.000.000) n'a aucun intérêt biologique. il est trop éloigné du stade d'irréversibilité (1.000.000) qui est le seul qui importe. il est illusoire d'espérer, quel que soit l'amélioration éventuelle des procédés d'investigation, qu'on puisse un jour parvenir à réduire de 1000 fois la masse qui actuellement constitue le seuil de détection point en effet si après un siècle d'effort on peut détecter un cancer qu'à partir de 1 g il est exclu qu'à terme prévisible on puisse y parvenir alors que cette masse serait mille fois moindre de 1 mg (1.000.000).

Fixer un objectif sans intérêt biologique aboutit nécessairement à la stérilité. Et c'est ce qui est survenu. C'est pourquoi :

- En France, les efforts de la Sécurité Sociale en vue d'une détection précoce systématique ont abouti à multiplier les cas. Par exemple, pour le cancer du sein, 20.000 cas étaient détectés en 1975 et 54.000 en 2015.

- Mais GLOBALEMENT, TOUS STADES CONFONDUS, en France, même si plus de la moitié des patients traités sont en vie à 5 ans, seuls 38 % guériront, tels sont les derniers chiffres publiés.... Cependant, les taux varient beaucoup, selon la localisation et le type de cancer de 6 à 95 %. Pour simplifier, les cancers sont classés en trois catégories de pronostic.

Les cancers de bon pronostic

Ils représentent près de la moitié des cas de cancers, soit environ 135 000 patients. Pour eux, la survie globale à 5 ans est supérieure ou égale à 80 %. Cela représente onze localisations et deux hémopathies malignes

- Rein

- Glandes salivaires

- Mélanome de l'uvée

- Rein

- Mélanome cutané

- Lèvre

- Thyroïde

– Prostate

– Sein

– Testicule

– Leucémie lymphoïde chronique

– Maladie de Hodgkin

Des cancers de pronostic intermédiaire

Ce sont les localisations dont la survie à 5 ans est comprise entre 20 et 80 % et qui représentent un tiers des cas, soit environ 110 000 personnes. Il faut savoir que pour la majorité des cas elle se situe entre 40 et 60 % et que les survies à 5 ans dépassent 80 % pour les stades locaux. Cela concerne 12 localisations

– Côlon-rectum, estomac

– Bouche-pharynx, larynx

– Vessie

– Rein

– Corps (75 %)

– Col de l'utérus (70 %)

– Ovaire

- Lymphomes non hodgkiniens

- Myélome

- Leucémies aiguës

Des cancers de mauvais pronostic

Ce sont des maladies dont la survie à 5 ans est inférieure ou égale à 20 %. Elles représentent 31 % des cas chez l'homme et 17 % des localisations chez la femme.

soit environ 60 000 malades. Il s'agit des neuf localisations suivantes.

- Mésothéliome pleural

- Pancréas

- Œsophage

- Foie

- Voies biliaires

- Poumon

- Système nerveux central

- Estomac

- Hyopharynx

ILS S'AMÉLIORENT D'ANNÉE EN ANNÉE MAIS AVEC DE GRANDES DISPARITÉS

Le tableau suivant reproduit l'étude des données issu du livre publié par Springer en 2007 « Survie des patients atteints de cancer en France » qui a porté sur des cas de cancers diagnostiqués entre 1988 et 1997.

Survie à 5 ans	Hommes adultes	% ensemble des cancers
Plus de 75 %	Lèvre, testicule, thyroïde, maladie de Hodgkin, peau, prostate, œil, LLC	35 %
50 à 75 %	Verge, rein, sarcomes, vessie, côlon, rectum, glandes salivaires, larynx, lymphomes, sphère ORL, LMC	31 %
25 à 50 %	Nasopharynx, intestin grêle, myélome, langue, pharynx	11 %
Moins de 25 %	Leucémies aiguës, estomac, tumeurs cérébrales, foie et voies biliaires, poumon, œsophage, plèvre, pancréas	33 %
	Femmes adultes	
Plus de 75 %	Thyroïde, maladie de Hodgkin, peau, lèvre, sein, LLC, corps utérin (endomètre), œil	48 %
50 à 75 %	Glandes salivaires, col utérin, rein, sarcomes, larynx, rectum, côlon, lymphomes, sphère ORL, vulve et vagin, vessie	30 %
25 à 50 %	Sphère ORL, LMC, langue, myélome, intestin grêle, ovaire, leucémie lymphoïde aiguë, estomac	11 %

| Moins de 25 % | Tumeurs cérébrales, leucémies myéloïdes aiguës, poumon, œsophage, foie et voies biliaires, plèvre, pancréas | 11 % |

SURVIE NETTE À 5 ET 10 ANS

Cancer	Survie nette à 5 ans (2005–2010)			Survie nette à 10 ans (1999–2004)		
	Cas	Homme	Femme	Cas	Homme	Femme
Prostate	57 142	93	–	23 130	84	–
Sein	50 542	–	87	29 237	–	78
Côlon-rectum	46 371	62	64	25 449	50	55
Poumon	33 850	16	20	14 398	9	14
ORL hors larynx	11 458	34	49	5821	18	35
Pancréas	10 528	9	10	4178	5	8
Mélanome de la peau	10 416	88	93	3568	81	85
Vessie	10 332	55	49	4620	45	42
Foie	9926	16	18	3991	7	ND
Rein	9078	70	73	3768	59	61
Estomac	8391	26	33	4360	21	26
Thyroïde	7826	91	97	3210	ND	91
Endomètre	6582	–	75	3005	–	65
Œsophage	6274	14	18	2966	6	13
Ovaire	4702	–	43	2340	–	31

Système nerveux central	4618	25	29	1821	15	
Larynx	3316	56	59	1648	38	ND
Col de l'utérus	2938	–	63	1517	–	59
Testicule	2079	92	–	994	95	–

SOURCES DOCUMENTAIRES

Rapport du CIRC est disponible sur le site Internet : www.academie-medecine.fr

La base de données de l'IARC

Bulletin Hebdomadaire Epidémiologique 41 42 (2003)

European Code Against Cancer and Scientific justification (third version 2003) Annals of Oncology 2003;14:973-1005

LE RISQUE RÉSIDUEL À 10 ANS

C'est le risque qui subsiste après que toutes les mesures de prévention et de protection ont été prises en compte, y compris les recommandations de suivis. Il est habituel de classer les cancers en trois profils de risque résiduel à 10 ans, tout en soulignant que le stade lors du diagnostic est une donnée essentielle pour prédire le risque résiduel à 10 ans

les cancers très rarement évolutifs (risque résiduel < à 2 %)

- Côlon-rectum, le risque décroissant avec l'âge

- Thyroïde

- Mélanome de la peau

- Corps de l'utérus

- Ovaire

- Testicule

- Maladie de Hodgkin

Les cancers peu évolutifs (risque résiduel entre 2 et 5 %)

- Sein, les valeurs les plus faibles étant observées chez les femmes âgées de 45 à 64 ans

- Lymphome non Hodgkinien

- Rein

- Larynx

Les cancers pour lesquels le risque résiduel est supérieur à 5 %

Ce groupe comprend des cancers ayant des récidives tardives, mais aussi des cancers évoluant telles des maladies chroniques de bon pronostic global, mais ayant un risque résiduel de décès relativement constant dans le temps.

- Prostate

- Poumon

- Leucémie lymphoïde chronique

L'intérêt de la détection précoce qui s'est tout de même améliorée depuis 50 ans est très variable en fonction des types de cancer. La survie des patients est prolongée mais les rechutes surviennent dans la majorité des cas et le décès pour un 62%.

Résumons les stades de la courbe de végétation cancéreuse qui présente un intérêt :

- le stade de 1 cellule C'est-à-dire le stade de la cellule initiatrice

- Le stade de 1.000 cellules en dessous duquel le cancer n'a pas droit à ce nom et correspond à des cellules viciées que comporte à l'état permanent toute colonie cellulaire.

- le stade de 1 million de cellules stade d'irréversibilité à partir duquel le cancer évoluera inexorablement

- le stade de 1 milliard de cellules stade où le cancer devient décelable

- le stade de mille milliards de cellules stade auquel le porteur du cancer meurt

Chapitre 8 - Est-il possible d'empêcher l'apparition du cancer ?

Considérons de nouveau la courbe de Collins qui représente la végétation du cancer point faut-il attendre pour agir le stade d'émergence, c'est-à-dire le stade ou le cancer est à atteint la dimension de 1 cm (1 milliard de cellules) qui le rend décelable ? Ce stade est atteint après 8 ans en moyenne et est bien proche de celui où la masse totale du cancer atteint 1 kg qui est un arrêt de mort.

Il est évident qu'il faut attaquer le cancer à son stade initial, dès le début de sa courbe de végétation. le cancer du sein, par exemple, à cette cellules en fin de première année d'évolution. Il est absurde d'attendre qu'il ait un milliard pour s'en occuper.

En fixant l'objectif de la prophylaxie du cancer comme on le fait actuellement, un préalable qui est l'émergence clinique, c'est-à-dire à un milliard de cellules, on agit sur le dernier quart de la végétation du cancer avec les résultats que l'on connaît. On laisse végéter ce cancer sans aucunement intervenir pendant les premiers 3/4 de la courbe de Collins.

Or la période de début de la courbe est précisément celle où le cancer est le plus instable et le plus fragile.

Attendre c'est laisser un mutant récessif la possibilité de devenir dominant point autrement dit c'est laisser passer la chance de terrasser un avorton fragile pour le retrouver 8 ans plus tard sous la forme d'un gangster déterminé.

Mais comment attaquer un cancer à une période où il est encore invisible ? comment attaquer un ennemi quand on ignore sa localisation ?

Pourtant administrer un anticoagulant à un malade pour éviter le risque d'une embolie n'implique nullement de connaître l'endroit où s'organisait le caillot. De même les médecins utilisent des antibiotiques pour faire avorter les infections dont ils ignorent la nature exacte du microbe incriminé. Ils le font quand l'infection naissante risque de devenir dangereuse et sans attendre qu'elle le soit devenue ou que le germe responsable puisse être étiqueté. Ce que fait le médecin au moyen d'antibiotiques pour les pullulations microbiennes représentant un danger, il peut le faire avec des anti mitotiques (anticancéreux) pour les pullulations cellulaires représentant un danger encore plus grand.

La condition est de disposer d'un produit simple ou composé dont la gamme d'action porte sur l'ensemble des divers cancers.

Une autre condition est que cette administration soit sans risque ou comporte un risque négligeable en regard du résultat obtenu. or, tous les produits médicamenteux antibiotiques compris comportent des inconvénients et des dangers si l'administration en est massif vous prolongez point des anticancéreux n'échappent pas la règle. Mais une loi de cancérologie veut que la destruction du cancer nécessite une dose de médicaments anticancéreux proportionnelle à la masse atteinte par le cancer.

Il est évident que la dose nécessaire pour détruire un cancer qui est composé de 16 cellules, masse qu'il représente en moyenne à la fin de sa première année d'évolution est infime et négligeable par rapport à celle qui est nécessaire pour le détruire quand il devient décelable, c'est-à-dire quand il comporte au minimum un milliard de cellules.

Des produits anticancéreux agissent au niveau de la cellule comme les rayons X, dont on connaît le danger à forte dose. Personne n'hésite néanmoins à utiliser ses rayons pour une radiographie d'organes, parce que la dose nécessaire est négligeable en regard de l'intérêt de l'examen. la radiographie systématique annuelle et même obligatoire chez les travailleurs.

Autrement dit, si l'organisme est capable de supporter l'administration régulière et prolongée pendant des années de produits destinés à lutter contre un cancer dont on a attendu qu'il soit décelable (donc content plus d'un milliard de cellules), à plus forte raison peut-il supporter la dose adaptée à la destruction de 16 cellules que compte un cancer âgé de moins d'un an point suivant la formule du de Claude Bernard : " rien n'est poison tout est poison ; c'est la dose qui fait le poison".

Il est clair aussi qu'en soumettant l'organisme, à partir de l'âge auquel les individus entre dans la période dangereuse de cancérisation, à une purge des microcancer dont ils sont susceptibles d'être porteur, on aboutit à une protection résultant de la destruction de ses embryons de cancer. En renouvelant annuellement le nettoyage de l'organisme de ces mini cancers, on affronte chaque année ceux qui auraient pu naître l'année précédente; c'est-à-dire des cancers dont la masse serait limitée à quelques cellules.

Chapitre 9 - A-t-on la confirmation de l'efficacité d'une telle méthode?

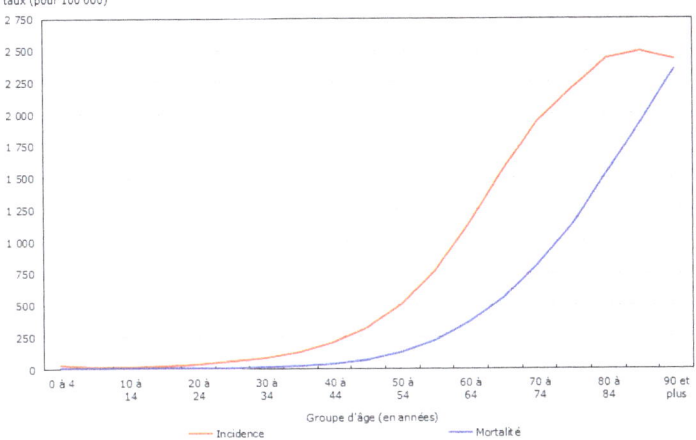

Graphique 1
Taux d'incidence du cancer et de mortalité par cancer par âge, tous cancers confondus, Canada, 2012
taux (pour 100 000)

Note : Les taux d'incidence relatifs au Québec ont été imputés, car les données sur l'incidence n'étaient pas disponibles au-delà de 2010 pour cette province.
Source : Statistique Canada, Registre canadien du cancer et Statistique de l'état civil du Canada — Base de données sur les décès.

Quand on applique des produits anticancéreux à des animaux que l'on cancérise volontairement, la statistique de cancérisation obtenue s'effondre. C'est le cas par exemple de certaines races de souris dont la cancérisation de la mamelle survient spontanément, même sans être provoquée, dans plus de 95 % des femelles. Si l'on soumet ces animaux, qui se distinguent pourtant par un effroyable taux de cancérisation, à des produits anticancéreux, plus de 80 % d'entre eux échappent à une telle fatalité.

Il est démontré que chez de telles souris on peut interdire la cancérisation par des produits non toxiques qui favorisent simplement la fraction saine des cellules mammaires dans une proportion notable des cas.

Dès le début des expérimentations de cancérisation provoquée de l'animal, on avait constaté ce phénomène. Dès 1930, l'expérimentation habituelle consistait à provoquer le cancer de l'oreille du lapin par badigeonage de goudron cancérogène. Mais si l'on adjoignait un anticancéreux (moutarde à l'azote) la cancérisation n'était pas obtenue (Berenblum Deloof, L'action anti-cancérigène du sulfure de dichlorodiéthyle (gaz moutarde) J. Chemin. & Bact(1931))

Depuis, des expériences similaires avec des résultats identiques se sont multipliées sans que l'évidence d'une portée pratique n'en était perçue.

Pourtant l'homme ne diffère pas des autres mammifères et l'on constate la même efficacité de la méthode. C'est ainsi que les statistiques démontrent que la fraction de la population la moins frappée par le cancer est constituée par les malades mentaux internes. Or, on leurs administre comme calmant de l'hydrate de chloral qui se trouve être un produit anticancéreux.

Chez les plus agités, les schizophrènes, donc les plus soumis à cette médication, le taux de cancérisation est réduit à ce point que l'on ne décèle jamais de cancer.

Cette méthode ne peut évidemment être pratiquée que sous contrôle médical car elle met en œuvre l'utilisation de substances qui mal dosées ou mal administrées ne serait pas sans inconvénient.

Ce nettoyage chimique de l'organisme des embryons de cancer dont il peut être porteur, implique d'être formulé par le médecin et appliqué sous son contrôle. Cette attaque directe des micro-cancers potentiels de l'organisme doit intervenir à la fin d'une cure préparatoire destinée à placer l'organisme dans un état défavorable à la cancérisation.

C'est cette cure que nous allons considérer elle suffit par elle-même à détruire les cancers les plus instables et le nettoyage chimique terminal et destiné à accroître le taux de protection. D'une innocuité totale, elle est applicable par tous.

Chapitre 10 - Élément de la cure anticancéreuse

En matière de prévention, quand l'agresseur est faible, le simple renforcement des défenses de l'organisme suffit.

Pour reprendre l'exemple de l'agression par des microbes, le médecin n'est-ce pas d'anti-infectieux majeur parenthèses antibiotique (chaque fois qu'il se trouve devant une petite plaie infectée, une discrète en jean ou une banale bronchite. Il lui suffit alors de renforcer les défenses naturelles de l'organisme, par un traitement local ou un adjuvant de l'état général. Autrement dit, il n'utilise pas un marteau pour tuer une mouche.

La possibilité d'une prévention d'un cancer par un simple renforcement des défenses de l'organisme contre la cancérisation résulte du caractère fragile et spontanément réversible qui est l'état naturel des premières cellules cancéreuses.

Sur les 50000 milliards de cellules qui forment un individu, 3 % meurent et sont remplacées à chaque instant. Sur ce nombre de naissance cellulaires, environ un pour 1000, qui est le taux mutatif, est composé de cellules malvenues, mutées, tarées. Ces individus sont non viables mais sont constamment renouvelés.

Dans chaque individu apparaissent donc chaque jour plusieurs millions de mutants. Ce pourcentage naturel d'éclosion de cellules mal venues, de mutant, peut-être accru par l'effet de diverses facteurs comme les radiations, certains produits chimiques, les virus, les poisons cellulaires, les anomalies constitutionnelles, les chromosomes, l'âge, etc... mais pour un pourcentage minimal et inévitable.

Rappelons que l'avenir naturel des mutants réside dans leur disparition. C'est leur destin normal parce que la loi de la sélection naturelle veut que les tarés disparaissent immédiatement ou après quelques divisions. Rappelons aussi que, pour qu'un individu taré réussisse à survivre, il faut qu'il trouve des conditions favorables qui permettent cette survie.la cellule cancéreuse étant un mutant ne peut, comme tel, survivre que si des conditions particulières et prolongées lui permettent d'échapper à son destin naturel qui est l'extinction. Si elle y parvient assez longtemps pour que les cellules filles qui résultent de sa division atteignent le nombre de 1 million de cellules, le cancer devient irréversible parce qu'à partir de cette masse ces cellules centrales quittent le contact des cellules saines voisines. La compétition disparaît alors et la sélection naturelle ne joue donc plus, laissant le champ libre à un développement du cancer qui est devenu irréversible. nous l'avons vu.

Cette masse de non-retour, de cancer définitif, et atteinte en moyenne en 5 ans pour l'ensemble des cancers. c'est un délai très long pendant lequel le cancer doit trouver des conditions qui se maintiennent favorables sous peine de disparition. Cela explique que, alors que la naissance des cellules cancéreuses et permanentes, le cancer soit comparativement exceptionnel. en fait, il ne parvient que 382.000 fois en France chaque année représentant la réussite de 382.000 cellules qui sont parvenues à atteindre cette masse de non-retours, alors que naissent chaque jour, dans un seul individu, bien plus de mutants capables d'aboutir à former des cancers si les conditions s'y prêtent pendant une période suffisamment prolongée.

Il est donc très important de rompre régulièrement ces conditions pour interdire aux cellules cancéreuses d'atteindre la masse qui les transforme en Cancer irréversible, et leur restituer ainsi leur destin normal qui est l'extinction.

Ces conditions sont connues depuis longtemps et notamment depuis les travaux de Wardburg, Reding, Delbet, Oberling, et de tous les savants qui réussirent chacun à découvrir une de ces conditions et qui démontrèrent que chacune d'elles était responsable d'une fraction du taux de cancérisation. Ils en firent la démonstration expérimentale et prouvèrent qu'en corrigeant chacune de ces conditions favorables au cancer, on diminuait le taux de cancérisation.

Mais l'erreur fut que chacun de ces auteurs, ayant démontré la responsabilité d'un facteur de cancérisation, en généralise à l'apporter et tandit à l'admettre comme responsable exclusif. Ce que contredisaient les expérimentations de l'expérimentateur suivant qui lui, démontrait la responsabilité d'un autre facteur.

La seconde erreur fut de croire que la correction de ces facteurs responsables, qui pourtant entraînait l'échec de la cancérisation provoquée, pouvait agir au stade du cancer devenu décelable, c'est-à-dire ayant dépassé le stade à partir duquel il devient irréversible. Le souffle qui éteint l'allumette est incapable, quelques multiplié et renouvelé qu'il soit d'avoir le même effet sur l'incendie.

En fait, dès que le cancer a atteint la masse d'irréversibilité, le point de non-retour, il évolue inexorablement, que les conditions qui lui ont été favorables au début subsistent ou non.

Appliquer ses découvertes au traitement du cancer cliniquement décelé, donc devenu irréversible, ayant franchi depuis plusieurs années (2 à 3 en moyenne) le stade de non-retour, et sans intérêt, alors que leur efficacité est démontrée, et donc exploitable, au stade de début de la végétation cancéreuse.

Il convient donc d'associer tous ces facteurs antagonistes de la cancérisation dans une cure annuelle qui renforcent leurs effets réciproques et qui permettent d'alléger, voire de supprimer dans certains cas et âge, le nettoyage chimique que nous avons considéré.

Chapitre 11 - Les principes de lutte contre la prolifération de cellules cancéreuses

□ Réduction alimentaire

Tous les expérimentateurs ont remarqué depuis longtemps que la cancérisation volontairement provoquée chez les animaux est réduite lorsque le régime est quantitativement allégée d'aliments, pourvu que ceci reste équilibré. depuis un siècle tous les chercheurs ont constaté ce phénomène.

Le professeur Walford, prix Nobel, constatait en 1971 (Presse médicale - 6/11/1971) que lorsqu'on réduit d'un tiers la ration alimentaire des animaux d'expérience (en maintenant une ration complète de vitamine et aliments essentiels), ils contractent 10 à 60 % de cancer en moins.

L'homme, comme les autres mammifères, accroît son taux de cancérisation dès que soumis à des conditions de pléthore. On sait, depuis qu'existent les statistiques des compagnies d'assurance que les gens pléthoriques contractent plus fréquemment le cancer.

Ceux qui s'intéressent au mécanisme d'un régime appauvri en calories peuvent se reporter au livre de G. Beau. La réduction des calories allège la sollicitation métabolique des cellules de l'organisme. Elle permet de maintenir ou rétablir la relation anabolisme / réceptivité qui conditionne l'extinction des cellules mutées dont les cancéreuses. En outre, elle permet de provoquer une acidose durable de l'organisme par consommation de ses réserves dont nous verrons l'influence.

☐ Réduction de la consommation de sucre

Du point de vue alimentaire, c'est le sucre qui représente le plus d'importance, le tissu cancéreux et David de sucre. Il en consomme d'autant plus qu'il végète plus activement et tous les expérimentateurs ont remarqué que la réduction des sucres rend plus difficile la cancérisation provoquée. Avec une réserve toutefois.L'illustre savant allemand Warburg, prix Nobel, attira à l'attention sur le fait que le cancer était incapable d'utiliser la canne à sucre.

☐ Limiter les aliments riches en gras et les viandes crues

D'après les effets constatés chez les animaux, les viandes crues ou peu cuites et les aliments riches en gras favorisent l'éclosion des cancers provoqués. Cette progression est observée dans l'espèce humaine chaque fois qu'une population accroît son niveau socio-économique, qui s'accompagne d'un accroissement parallèle de consommation de ces aliments.

☐ Pour éliminer les cellules cancéreuses, privilégier l'acidose

Le corps humain a un pH naturel de 7,4 qu'il s'efforce de maintenir pour fonctionner efficacement. Puisque chaque élément que nous consommons possède son propre pH, notre organisme cherche constamment à rétablir le fragile équilibre temporairement perturbé par l'ingestion de produits trop acides ou trop alcalins. L'équilibre acido-basique de l'organisme est défini par la concentration en ions hydrogène ($H+$) des cellules. Il est essentiellement régulé par deux organes : le poumon assure l'élimination du CO_2 et le rein régule la concentration en bicarbonates.L'acidose correspond aux processus physiologiques qui causent une accumulation d'acide ou la perte d'alcalins. L'alcalose correspond aux processus physiologiques qui causent une accumulation d'alcalins ou la perte d'acide

Pour savoir si votre corps est acide ou basique, rendez-vous en pharmacie et demandez des bandelettes réactives urinaires. La valeur normale est de 6 ou 7. Si votre pH est inférieur à 5,5, vous souffrez d'acidose, s'il est supérieur à 7,5, vous souffrez d'alcalose.

Durant une cure de détoxification des cellules cancéreuses, il vaut mieux viser une acidose. En effet l'acidose constitue un état défavorable au développement de la cellule cancéreuse, l'alcalose contribuant à son éclosion. Le savant Reding établit cette règle.

Warburg fut le premier à l'expliquer point à partir d'un certain degré d'acidification le cancer ne peut plus utiliser le sucre qui est nécessaire à sa végétation active.

Les statistiques montrent que les records mondiaux de non cancérisation sont détenus par les groupements d'individus qui se singularisent par un record d'acidose, quel que soit l'origine : conditions de vie, habitude alimentaire (monastiques), maladie (urémie artériosclérose, diabète grave), habitude sociale (groupes asiatiques).

Ce qu'on constate pour les groupements d'individus est constaté pour les groupements cellulaires qui constituent l'organisme, et pour la même raison. Le taux le plus bas de cancérisation est détenu par le tissu le plus acidosique le muscle (ph<7), Qui ne se cancérise pratiquement jamais et qui est si peu favorable à la cancérisation que les métastases (extensions lointaines) des cancers des autres organes sont incapables de s'y greffer, alors que tous les autres tissus, même l'os, les hébergent.

Au demeurant, les seuls et rares cancers dont la guérison est spontanée(1 cas sur 90.000) guérissent toujours à la suite d'une fièvre intense et prolongée dont la traduction sur le milieu cellulaire de l'organisme est une acidose.

Malheureusement, depuis 60 ans, les médicaments anti-infectieux majeurs comme les antibiotiques et anti fébriles ont éliminé ces épisodes acidosiques provoqués par le banal cortège des infections fébriles(angines, abcès, etc.) qui sont combattus maintenant dès leur apparition. La disparition des périodes acidosiques spontanées et naturelles participe à l'accroissement de la cancérisation.L'effet de ces phases acidosantes est d'autant plus important que les cellules cancéreuses sont peu développées.

□ Soigner les carences en substances vitales

Au début du XX siècle, le professeur Delbet compara la fréquence du cancer et la teneur en magnésium du sol. Il apparut que les pays, comme la Belgique, dont le sol est pauvre en magnésium, étaient plus cancérisés.

L'antagonisme entre magnésium et cancer est tellement évident conclu à cette époque, que la carence en magnésium était la seule cause du cancer. En fait, il s'agissait d'une des carences qui favorisent la cellule cancéreuse dans la compétition avec la cellule saine. On en découvrit d'autres. C'est ainsi qu'une carence en fer favorise une forme de cancer de la gorge en Suède, une carence en cuivre le car le cancer de l'estomac en Angleterre, alors qu'au Japon qui détient le record du cancer de l'estomac, la carence porte sur la vitamine B.

Toute insuffisance en éléments nécessaires à la cellule saine pour soutenir victorieusement la concurrence des cellules anormales favorise la survie et l'implantation des cellules cancéreuses.

Mais le magnésium présente toutefois une importance particulière parce qu'il est indispensable à toutes les cellules de l'organisme pour que les divisions s'effectuent normalement. Alors que les cellules cancéreuses se satisfont, pour leur division, de catalyseur de substitution. Une insuffisance de magnésium constitue donc un facteur spécialement favorable à l'ensemble des cellules cancéreuses de l'organisme dans la sélection cellulaire.

On a recherché aussi qu'elles étaient, dans les différentes populations, celles dont le taux de cancérisation était le plus bas. Ce taux est détenu par une population asiatique (Unza) . Les missions médicales qui ont étudié cet étrange phénomène n'ont décelé aucun cancer. Cette population s'alimente notamment selon les principes du néolothique (et non paléolithique très en vogue en ce moment) et pratique, chaque année, depuis des temps immémoriaux, à une cure annuelle qui met en pratique les informations que nous venons de donner.

Conclusion

Deux voies d'action sont donc disponibles et complémentaires.

La première et la vie chimique, médicamenteuse, de destruction directe des micro cancers par des produits toxiques, sous réserve que la dose nécessaire soit négligeable ou tolérable. Elle procède de loi : la première est que tout cancer attaqué à son début, et curable. La seconde et que la dose médicamenteuse nécessaire et proportionnelle au développement du cancer, et que ce qui est tolérable pour le cancer immergé (au moins 1 milliard de cellules) est négligeable quand il représente une douzaine.

La seconde voix et la voix orthoplasique c'est-à-dire qui régularise les divisions cellulaires.

Elle associe des procédés d'hygiène et l'usage de substances naturelles et de produits sans contre-indication. Le fait de les réunir en une cure annuelle , renforce mutuellement leurs effets.

Les deux voix sont utilisables isolément ou conjointement.

L'efficacité de chacune de ces voix est démontrée par les expériences sur l'animal et par les constatations ayant valeur d'expérience pour l'espèce humaine.

Peu importe pas que ces méthodes de protection atteignent une efficacité absolue. Concernant le cancer, il vaut mieux prévenir que guérir .

La cure anti-cancer en résumé

Les éléments de cet ouvrage sont essentiellement tirés des découvertes faites par le docteur Gernez.

En résumé voici les principales indications utiles données à l'époque par ce cancérologue reconnu pour lutter contre le développement des cancers :

1. Il est indiqué de renouveler cette cure annuellement, pour être sûr d'attaquer, dans toute sa première phase, un cancer éventuel en voie de formation, alors qu'il est très vulnérable, parce qu'il ne compte encore qu'une douzaine de cellules.

   D'autre part, si, pour une raison quelconque, survivent à la cure quelques cellules, elles seront de nouveau attaquées l'année suivante alors qu'elles seront encore très vulnérables.

   Le seuil d'irréversibilité du cancer n'étant atteint en moyenne que 5 à 6 ans après son début, un cancer en formation court ainsi 5 ou 6 fois le risque d'être détruit en renouvelant la cure annuellement, ce qui est une marge de sécurité très large.

2. La cure doit durer le temps suffisant pour que la majorité des cellules de l'organisme aient le temps de passer par une phase divisionnelle. De sorte que celle-ci s'effectue dans des conditions spécifiquement anticancéreuses et de sorte aussi que l'action sur les cellules mutées puisse avoir lieu. Cette période correspond biologiquement à 40 jours.

   En outre, étant donné qu'il s'agit d'une cure essentiellement bienfaisante à tous les points de vue, qui combat les excès et rectifie les déséquilibres caractérisant la vie du civilisé, sa pratique pendant plusieurs semaines constitue secondairement une véritable cure de désintoxication, tel qu'autrefois l'observation empirique en avait fait dans tous les peuples une habitude sociale ou religieuse ou telle que les grandes de ce monde la pratique encore dans les cliniques spécialisées pour se remettre en forme et éviter d'autres maladies graves.

Cette pratique d'abstinence temporaire résulte d'un empirisme millénaire et est constatée de tout temps. Les Phéniciens, les Assyriens, les Perses, les Lacédémoniens ou les Gaulois avaient leurs jeûnes sacrés. La loi s'en retrouve dans toutes les religions, sous forme de Ramadan, carême, jeûne brahamanique, jom-kipour...

3. La meilleure époque pour pratiquer la cure anti-cancer et le début du printemps ou la fin de l'hiver, période qui correspond à un rythme biologique que l'homme partage avec d'autres mammifères.

4. Elle est surtout indispensable aux personnes des deux sexes âgés de 35-40 ans jusqu'à 70 ans. C'est ce qui ressort de l'observation de la courbe de mortalité cancéreuse. ils ont si tu

Compte tenu du laps de temps moyen de sept à huit ans qui s'écoule entre l'éclosion de la première cellule et l'émergence clinique du cancer, il serait imprudent d'attendre l'âge que caractérise une mortalité cancéreuse élevée.

Avant cet âge, le risque de cancérisation est statistiquement peu élevé (sauf dans des groupes prédestinés par leur métier, leur hérédité, etc.). Après 70 ans la mortalité par cancer tend à diminuer au profit des autres causes... que la cure combat d'ailleurs également, quoique non spécifiquement.

5. Les éléments essentiels de la cure anticancer sont les suivants :

◻ Réduction sensible de la ration alimentaire quotidienne, susceptible de provoquer une perte de poids de l'ordre de 3 %. Cette sous-alimentation tend à installer dans l'organisme un état d'acidose extrêmement défavorable aux cellules cancéreuses. Ce phénomène n'est déclenché, en dehors des étapes pathologiques, que par le jeûne ou la fièvre prolongée ou l'exercice musculaire soutenu. En effet, l'exercice physique intense est générateur d'acidification par l'acide lactique qu'il provoque. Le muscle constitue d'ailleurs un milieu défavorable au cancer, qui y est pratiquement inconnu.

En outre la réduction de la ration alimentaire allège la charge fonctionnelle imposée à l'organisme et cette réduction du métabolisme peut être complétée par une médication appropriée qui est du ressort d'une formulation médicale.

La cure de sous-alimentation peut utilement débuter par un ou deux jours de jeûne hydrique avec purgation (cf Marie-Reine Geffrey "Le jeûne, moyen de purification totale" La Vie Claire, édit.)

Chez les sédentaires, la réduction à un repas par jour est préférable à une réduction quantitative des divers repas. L'acidose est provoqué plus rapidement ainsi.

Les restrictions alimentaires porteront surtout sur le sucre, sous toutes ses formes, qui est l'aliment spécifique de la cellule cancéreuse. Le sucre de canne non raffiné peut être utilisé avec modération.

Les restrictions porteront également sur les viandes peu cuites ou grillées au barbecue et tous les aliments riches en gras ou cholestérol (œuf, gras, fromage gras, l'étage, coquillages, graisse animale, fritures), Sur les produits alimentaires fait de farine fortement blutée (pain blanc, pâtisserie, pâte alimentaire usuelles, etc.), sur les huiles raffinées dites de table et les margarines ou autres graisses végétales hydrogénées.

Ces produits seront remplacés par des quantités moindres d'aliments naturels correspondants : pain complet, fruits frais (surtout acides) et fruits secs, l'huile dite vierge pressée à froid (olives, tournesol, etc.), sel marin non raffiné, fromage maigre frais et élaboration culinaire utilisant les acides fixes.

Les acides fixes sont rapidement compensés par la réserve alcaline de l'organisme. Par contre, les alcalins comme les bicarbonates et produits similaires doivent être proscrits et la cure doit être l'occasion de l'abandon de leur utilisation habituelle.

La méthode alimentaire préconisée par La Vie Claire, par exemple, est conforme à cette diététique et en garantit la pureté. Son adoption, en tant que régime de base par des dizaines de milliers de personnes en Europe, depuis 75 ans, témoigne de ses effets bénéfiques.

☐ Oxygénation : on recherchera tout ce qui favorise la respiration et l'oxygénation de l'organisme. En particulier les promenades en forêt, en montagne et près de la mer, l'activité physique de plein air non pollué, la gymnastique respiratoire, la consommation d'aliments riches en vitamine C (agrumes et fruits frais en général), l'ozonisation de l'air des appartements.

☐ Les médications adjuvantes de l'oxygénation des tissus, soit directement comme la vitamine C ou le cytochrome, soit indirectement par les fluidifiants sanguins et les sclérolytiques, constituent une large panoplie que le médecin peut utiliser pour renforcer cette action. Elle représente l'avantage d'associer une innocuité complète à la confirmation expérimentale d'un effet protecteur de la cancérisation. Certaines de ces médications sont composées de telle sorte qu'elles associent une action acidifiante complémentaire.

Parallèlement, on évitera tout ce qui compromet l'oxygénation de l'organisme, par exemple le séjour en atmosphère vicié ou confiné, le tabac, la sédentarité.

☐ La cure de magnésium : une alimentation comportant les substances vitales (vitamines, oligo-éléments, diastase, etc.) Indispensable à la cellule normale et nécessaire à l'autodéfense de l'organisme contre les cellules anormales. Ces substances sont abondamment fournies par une alimentation enrichie de fruits frais, de crudités variées, de pain complet, d'huile végétale vierge pressée à froid. Seul le magnésium peut être insuffisant et il est indispensable pour assurer la division normale de toutes les cellules de l'organisme. De ce fait, son importance prévaut sur celle des autres éléments dont la carence ne concerne qu'un groupement cellulaire. Or, la carence magnésienne est un fait qui s'est généralisé.

Le rôle de ce catalyseur pour assurer aux cellules saines une prévalence sur les cellules cancéreuses est très important. Il convient d'en assurer une fixation suffisante dans l'organisme. L'apport alimentaire, largement suffisant si l'on faisait un usage permanent des produits qui en sont riches, peut ne pas suffire à combler une carence en quelques semaines. D'autant plus que la fixation et la recharge cellulaire en ce qui est catalyseur sont très lentes.

C'est pourquoi il importe tout d'abord d'exclure l'usage des alcools pendant la cure. L'alcool s'oppose à la fixation magnésienne. Chez les cirrhotiques, la teneur sanguine en magnésium reste constamment anormalement basse. Le lien procède du fait que l'alcoolisme engendre deux facteurs essentiellement favorisant les cellules cancéreuses : l'hypomagnésémie et l'alcalose. On comprend la relation qui lie les mortalité alcooliques et cancéreuses. En fait l'absence de fixation magnésium dû à l'alcool aboutit au même résultat qu'une carence alimentaire qui entraîne elle aussi des records de cancérisation dans les pays où elle sévit. La recharge médicamenteuse constitue une garantie de corriger une carence qui peut d'ailleurs procéder au temps d'une difficulté de fixation individuelle que du manque d'un apport suffisant. il existe de nombreuses présentations médicamenteuses dont certaines offres l'avantage d'associer dans leur formule d'autres éléments nécessaires à la cure , comme la vitamine C par exemple

Notons que certaines de ces présentations médicamenteuses associées provoque même utilisées isolément chez l'animal qu'on cancérise, un taux de protection remarquable.

❑ À éviter :

On évitera systématiquement au cours de la cure anti-cancer les facteurs susceptibles de favoriser les cellules cancéreuses, en particulier les suivants :

– Le don du sang, qui stimule les divisions cellulaires, est à reporter en dehors de la période de cure.

– les traitements cortisoniques, pour la même raison.

– le tabac, qui diminue l'oxygénation. tout aliment contenant des colorants ou des arômes de synthèse, des conservateurs chimiques, même autorisés.

– En cas de maladie chronique d'un organe, la période de cure doit être celle du soin apporté à mettre au repos fonctionnel maximum cet organe. Par exemple, les gastrites, colites, bronchites feront l'objet d'une attention particulière. Ces maladies sont souvent négligées car rebelles au traitement. Pourtant ces maladies chroniques font le lit du cancer.

❑ Tous les cancérologues s'accordent à remarquer l'influence des facteurs moraux au début des cancers. Les émotions et les détresse morales sont génératrices d'alcalose. La cure tend à corriger cet effet par une acidification systématisée. Le docteur Gernez allait jusqu'à recommander un traitement temporaire médicamenteux euphorisant durant la cure si nécessaire.

6. Chasse terminale des micro cancers

Les derniers jours de la cure sont la période de la destruction directe, par des produits anticancéreux, des cellules anormales. Cela permet de détruire les cellules anormales qui auraient pu résister à l'extinction naturelle quand le biotope cellulaire est rétabli dans un statut qui ne se prête pas à leur survie.

Il s'agit alors d'une purge des embryons résiduels de cancer. Ces embryons de cancer sont ces quelques cellules (16 en moyenne à la fin de la première année d'évolution) qui pollueraient encore les organes. Cette purge complète ainsi le nettoyage de l'organisme.

Nous avons vu qu'elle implique l'usage de médicaments anticancéreux à très faible dose. La dose nécessaire à la destruction d'un cancer est proportionnelle au nombre de cellules qu'il contient et cette dose, au stade d'une douzaine de cellules, est négligeable.

L'utilisation de ces produits anticancéreux qu'on utilise aussi pour d'autres maladies comme le rhumatisme chronique et le psoriasis, peut toutefois représenter, par leur abus ou un mauvais dosage, un risque de toxicité et ressort donc d'une formulation et d'un contrôle par le médecin. La procédure chimique terminale de la cure préventive ne se différencie pas essentiellement de la procédure curative du cancer évolué. La seule différence est qu'elle s'adresse à des cancers constitués de quelques cellules au lieu de cancers émergés et donc constitués d'au moins un milliard de cellules.

La charge médicamenteuse, fonction de la masse cancéreuse, aboutit en négligeable, mais la technique doit se conformer au principe de synchronisation.

La synchronisation consiste à bloquer les cellules en phase mitotique c'est-à-dire phase de vulnérabilité, par un premier agent et de donner les jours suivants un agent éradicateur.

L'agent de blocage mitotique (dérivé de colchique, pervenche, chloral, etc.) est administré les deux premiers jours. L'agent d'éradication suit sans discontinuité les deux à quatre jours suivants. Il convient de noter que l'agent cytastatique initial aboutit, si la concentration est plus élevée, à une action antimitotique partielle mais suffisante au stade d'évolution paucicellulaire concerné, pouvant remplacer le second agent (cf "Cancer dynamique et éradication" page 104. Les contre-indications ressortent des règles usuelles de la pharmacopée ; la gravidité et l'allaitement impliquent de limiter la procédure à l'action orthoplasiante)

La procédure chimique doit intervenir en fin de cure pour que le biotope cellulaire ait été préalablement rétabli dans le sens favorable à l'orthoplasie ; un rappel éventuel implique une latence minimale de un mois.

Le nettoyage direct terminal complète la cure anti-cancer. Il constitue une garantie complémentaire destinée à accroître le taux de protection. Il parfait le but de la cure, qui est de faire du cancer non pas une maladie bénigne, mais une maladie rare, en appliquant à l'homme la protection anti-cancéreuse que l'homme réussit sur l'animal.

"Il suffit de bien juger pour bien faire" Descartes

On ne manquera pas de se demander si des moyens aussi simples peuvent vraiment vaincre une maladie considérée universellement comme un fléau inexorable.

Il en a toujours été ainsi.

Chaque fois que l'humanité découvrit la parade aux inexorables fléau d'antan, on éprouva la même surprise devant la simplicité de la solution.

La variole tua plus de 60 millions de gens au XVIe. Un médecin de campagne donna la solution en systématisant une pratique paysanne. Le scorbut décima tout le Moyen-âge et des générations de marins et un simple apport alimentaire le fit disparaître quand fut connu son origine. Le rachitisme saisissait à l'état endémique. Il fut effacé dès que son déterminisme fut compris. On ensoleilla quelque peu les individus. Les maladies infectieuses qui constituèrent la cause primordiale de mortalité pendant des millénaires disparurent pratiquement dès que fut remarqué et codifié l'antagonisme des microbes et des moisissures (antibiotiques).

La simplicité n'est pas opposée à l'efficacité. L'expérience montre que c'en est même le critère!

L'expérience montre aussi que toutes les solutions n'acquirent dans l'étonnement de leur simplicité. La solution du cancer a été pressenti par le plus grand cancérologue français, Oberling, quand, au terme de ces travaux, il écrivait: " *Le cancer ne s'installe que rarement d'emblée point presque toujours il est précédé de troubles qui sont simplement l'expression d'une réactivité anormale à l'égard de certaines influences. c'est dans ce domaine qu'il faut chercher et il est parfaitement concevable que les procédés capables de corriger ses réactions anormales soient extrêmement simples. Et ceci donne de grands espoirs pour l'avenir.* " 1954

L'espoir s'est concrétisé le jour où un médecin comprit l'inanité d'une prophylaxie qui visait à raccourcir de quelques semaines ou de quelques mois la détection d'une tumeur déjà devenue irréversible depuis plusieurs années.

Et qu'il comprit aussi, comment tous ces prédécesseurs qui firent progresser la science, qu'avant d'agir sur un mécanisme, il fallait le comprendre.

Ce que l'homme réussit sur les animaux, les protéger du cancer, il peut l'appliquer à lui-même et le réussir de la même façon.

Pour aller plus loin

Le professeur Gernez Ancien fut médecin-chef à l'hôpital de Roubaix. Bachelier à quatorze ans par dérogation spéciale ministérielle, André Gernez est volontaire à l'engagement au service militaire dans le contexte naissant de la Seconde Guerre mondiale. En 1944, il est médecin militaire. Il devient le plus jeune médecin de France à l'âge de 21 ans.

Après la guerre, il s'installe à Paris et devient attaché auprès de la Fondation française contre le cancer, l'Institut Curie.

De 1946 à 1949, ses recherches portent sur le syndrome de Plummer-Vinson (également appelé Brown-Kelly-Paterson). Gernez étudie cette affection en Angleterre (Radcliff's, Oxford), en Suède (Karolinska, Stockholm), aux États-Unis (Presbyterian Hospital, New York), puis au Canada.

Ses travaux en biologie et cancérologie l'amènent à poser des postulats nouveaux.

- 1966 il revisite le principe fondamental de la biologie cellulaire.

- 1971 une étude de INSERM confirme sa théorie de prévention Active du cancer.

- En 1979 il reçoit le prix Hans Adalbert Schweigart pour sa découverte sur « la théorie unifiée du cancer » le jury est composé de 40 prix Nobel.

Le 26 octobre 2012, le Docteur André Gernez a reçu la Grande Médaille d'Or de la Société d'Encouragement au Progrès, au Sénat, à Paris. Cette distinction lui a été attribuée pour l'ensemble de ses travaux, notamment de biologie humaine et de médecine.

Un documentaire est consacré à ce scandale. Vous pouvez le visionner via le lien ci-dessous :

https://www.capuseen.com/films/17-andre-gernez

Bibliographie

Le professeur Gernez a publié les ouvrages ci-dessous

- La carcinogénèse : mécanisme et prévention : essai sur la dynamique des populations cellulaires, 1969, 181 p.

- Néo-postulats biologiques et pathogéniques, impr. J. Verschave, 1re édition 1968, 122 p.

- Loi et règles de la cancérisation, Roubaix, éd. Verschave, 1970, 168 p.

- Le Cancer (écrit avec la collaboration de Georges Beau), Presses de la Cité, 1972.

- Les grands médicaments, avec Henri Pradal, Paris, éd. du Seuil, 1975.

- L. Léger, J. Bertrand, A. Gernez et J. Castaing, « La dysphagie sidéropénique, maladie de Plummer-Vinson ; état précancéreux [Sideropenic dysphagia; Plummer-Vinson's diseases; precancerous state] », La Presse médicale 1951 ; 59(82)

- « Dysphagie sidéropénique et membranes œsophagiennes » La Presse médicale 1949 ; 57 : 362.

- « L'intérêt du syndrome de Plummer-Vinson en cancérologie » Paris médical 14 mai 1949, no 18. (cité, ainsi que le précédent, dans l'ouvrage Iron Metabolism, chapitre Iron deficiency, de I. Bernàt, Éd. Springer, 1983 : 215 - 274)

www.ingramcontent.com/pod-product-compliance
Lightning Source LLC
Chambersburg PA
CBHW070800220526
45467CB00017B/567

9 7 9 8 3 8 8 2 0 4 9 6 7